LES

EAUX MINÉRALES

DE MENTHON

PRÈS D'ANNECY

PAR

CHARLES CALLOUD

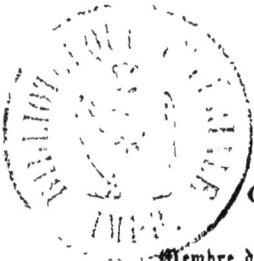

Membre de l'Académie impériale de Savoie, chimiste-pharmacien
à Chambéry.

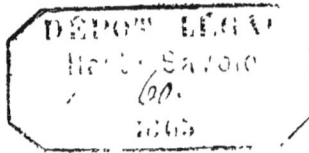

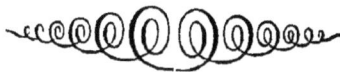

ANNECY

IMPRIMERIE DE LOUIS THÉSIO

—

1865

Je me suis transporté, le 8 septembre, à Menthon, pour visiter la fontaine minérale retrouvée, aux confins sud-est de cette commune, dans le mois d'avril dernier, et dont la découverte, résultat d'épreuves patientes de son auteur, M. Borda-Bossana, est venue attester de nouveau les soins que prenaient les Romains pour l'utilisation spéciale des eaux dotées d'éléments thérapeutiques. Le bassin de captage, entouré d'un mur cimenté, d'œuvre romaine, et les beaux restes de l'établissement balnéaire, situé à 300 mètres de là, sur les bords du lac, sont autant de marques de l'intérêt qu'avaient attaché les maîtres du monde au mérite de ces eaux minérales, que rehausse, il faut le dire, un site des plus riches et des plus riants dans nos contrées alpestres. Avec son baptême d'antiquité, la source minérale de Menthon a très peu à demander à la popularisation ²cientifique. Sa consécration est faite par celle que lui ont

donnée les anciens, qui nous valaient bien en appréciation
du beau et de l'utile. Une analyse ! mais c'est ce que veut
aujourd'hui la science pour guider l'application thérapeu-
tique d'une eau minérale. L'expérimentation médicale, qui
peut s'en passer par les résultats cliniques obtenus, la veut
aussi, ne fût-ce que pour avoir des points de repère
dans ses appréciations variées.

M. A. Despine, avocat à Annecy, a émis le vœu que
cette tâche délicate échût aux chimistes savoisiens (1) qui,
éclairés par les leçons de nos géologues, excellents inter-
prètes des terrains si riches et si variés de la Savoie, peuvent
être, en effet, employés à ce genre de travail. La chimie des
eaux minérales est trop restreinte si elle ne s'appuie sur la
géologie, mère de l'hydrologie.

C'était pour répondre à l'invitation de M. Despine que
je me suis transporté avec un petit bagage d'appareils et
de réactifs auprès de la source minérale de Menthon. Mais
arrivé là, j'ai constaté que, dans les conditions présentes
du captage de la source, il n'était pas possible de procéder
à une analyse régulière. En effet, le bassin manquant de
couverture imperméable et donnant, au contraire, large-
ment accès à l'air, d'une part; d'autre part, les conduits de
plomb baignés dans le bassin et sur lesquels est précipité
l'élément sulfuré, sont autant de causes d'appauvrissement
minéral, qui ne permettent pas, en l'état, une expérimentation correcte.

J'ai voulu, cependant, me rendre compte de la nature
de cette eau minérale par quelques réactions et opérations
de dosage, sans pourtant accorder à toutes une valeur dé-
finitive, vu les causes détériorantes signalées ci-dessus.

J'ai trouvé :

(1) *Notice historique sur Menthon-les-Bains,* page 20.

Odeur........ celle propre à l'hydrogène sulfuré.
Saveur....... sulfureuse, acidulée, sensiblement amère.
Densité....... celle commune aux eaux potables légères.
Alcalinité...... très sensible.
Sulfhydrométrie 3 degrés.
Température ... 14° centigrades.

En gaz acides libres :

Gaz acide sulfhydrique. traces manifestes.
— *carbonique*... beaucoup ; le dosage a donné 200 milligr., soit 20 centilitres de gaz acide carbonique par litre d'eau minérale.

En gaz neutres libres après l'isolement des gaz acides :

Azote, oxygène, très peu ; pas de gaz inflammable.

En sels :

Sulfhydrate de soude, soit sulfure de sodium, très sensible ; l'eau chauffée à 40° centigrades, après l'expulsion complète des gaz, accuse encore l'acide sulfhydrique combiné.
Bi-carbonate de chaux.......... constitue la majeure partie des sels.
— *de soude et potasse*.. un peu.
— *de magnésie*........ id.
Sulfates alcalins et terreux...... 0.
Chlorures alcalins et terreux.... traces.
Matière organique azotée (glairine) quantité notable.
Ammoniaque................. traces sensibles.
Iode.............................⎫
Phosphate....................⎬ à vérifier.
Azotate......................⎪
Silice........................⎭

Vue à la surface du bassin, l'eau est bleuâtre, effet dû à une séparation de soufre de sa combinaison naturelle, au contact de l'air. On y aperçoit un pétillement continu de gaz carbonique qui s'en échappe, et de grosses bulles intermittentes de gaz azote (1). Les conduits du trop plein s'obstruent rapidement par un dépôt de glairine et d'algues hydrominérales.

En résumé, Menthon-les-Bains doit être classé dans les sources minérales *sulfureuses, sulfhydriquées, sulfhydratées et alcalines*. Le faible degré sulfhydrométrique de cette eau peut s'expliquer par son captage évidemment imparfait. Une particularité qu'elle ne partage pas avec les eaux sulfureuses *froides* de la région sous-alpine de la Savoie, soit des deux départements savoisiens, est dans sa richesse en acide carbonique libre. Ce fait remarquable est-il dû, ici, à un mélange d'une eau spécialement alcaline gazeuse avec une autre simplement sulfureuse, ou est-il connexe? En d'autres termes, y a-t-il confusion de deux sources différentes ou simultanéité de formation des éléments qui les minéralisent? Je ne saurais émettre, à cet égard, une opinion préfixe. Toutefois, rien ne répugne à admettre la connexité de la formation des éléments *sulfhydrique* et *carbonique* dans l'eau de Menthon. Le fait suivant semblerait le démontrer. La présence de l'acide carbonique dans les eaux sulfureuses est donnée par les auteurs hydrologues comme une cause de décomposition des sulfhydrates alcalins. Le fait est vrai en le déduisant d'une réaction opérée dans le verre du laboratoire; mais la nature présente beaucoup d'autres faits rebelles à cette déduction. Il y a, en effet, dans l'eau de Menthon dix fois plus d'acide carbonique qu'il n'en faut pour en convertir tout le soufre à l'état de gaz sulfhydrique et cependant une certaine quantité de sulfhydrate y est maintenue intégralement.

(1) Le gardien de la source m'a assuré avoir remarqué l'inflammabilité du gaz qui s'en échappe par intermittence. Mes expériences, à cet égard, ont été négatives. Si le fait a été remarqué, ce sera lorsque le fond du bassin était encore vaseux.

Les résultats trouvés aujourd'hui sont à peu près les mêmes que ceux que j'ai obtenus sur des échantillons de la même eau qui m'avaient été adressés, en avril 1858, par la municipalité de Talloires, sous la désignation d'*Eau de Talloires-Berthollet*, pour la nouvelle collection des eaux minérales de la Savoie envoyée par la Société médicale de Chambéry à l'Exposition nationale de Turin. La minéralisation totale en salin fixe desséché à 110 degrés centigrades, principalement formée de carbonates, avait donné à la pesée 0,375 pour 1,000 grammes d'eau, quantité qu'il faut doubler en considérant la condition naturelle du salin carbonaté à l'état de *bi-carbonate*. J'y avais trouvé 4° 1/2 de sulfuration et reconnu la présence de l'iode appréciée seulement par *traces*. Cette simple minéralisation, trouvée il y a huit ans, reconnue aujourd'hui meilleure, la recommande à l'attention médicale. La dose très notable de gaz carbonique libre qu'elle contient donne un intérêt particulier à cette eau minérale. Elle doit être bien supportée par l'estomac, même le plus débile. La légende de la plupart des affections combattues efficacement par cette eau minérale et qu'a donnée Voysin s'explique, et je n'y verrai pas la raison d'un sentiment opposant. Sans doute, cette eau minérale n'a pas le caractère élevé de valeur que possède l'eau de Challes, mais elle a un cachet à elle propre, comme toutes celles inférieures à ce type de richesse sulfureuse et qui ne doivent pas être dédaignées. La Providence a prodigué les eaux minérales dans des terrains divers et avec des caractères particuliers qui participent de leur nature variée, comme elle a établi des climats différents avec leurs produits spéciaux et dont chacun se trouve bien. Partout la variété et avec elle les équivalences, les compensations, qui font l'harmonie vitale du monde !

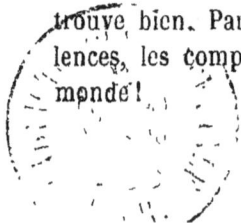

Deux produits du sol ont le sort d'exercer à l'infini la *grécomanie* de la subtilité : ce sont les eaux minérales et les vins. Qui ne sait les disputes interminables auxquelles donnent lieu, tantôt dans les aréopages, tantôt dans les agapes, les questions de préférence, de préséance de leurs dieux respectifs, soutenues par les *hydrophiles* et les *œnophiles?* Le plus vrai, c'est qu'il ne sort rien de résolu de ces disputes et que cela amuse le dieu paterne de Béranger qui se plaint cependant *d'avoir fait les mortels si petits.*

Une question à démêler plus pratiquement, c'est de savoir si les Romains ont utilisé dans leur grand établissement balnéaire de Menthon des eaux minérales naturellement chaudes ou chauffées artificiellement. Dans une étude précédente (Mémoires sur la collection des eaux minérales de la Savoie, 1855-1858), d'après les faits archéologiques qui intéressent les deux sources minérales des environs d'Annecy (Bromine et Menthon-Talloires), et d'après des notes erronées qui m'avaient été transmises sur leur température (18° centigrades au lieu de 14°), j'avais trop présumé en leur faveur en leur attribuant une origine thermale, condition qu'elles auraient perdue par un mélange accidentel d'eau étrangère. J'avais écrit :

« En tenant compte du fait archéologique de la présence,
« à Bromine, de restes de thermes romains, on est porté
« à présumer que les eaux sulfureuses de cette localité
« dont la température actuelle n'est que de 18° centigrades,
« ont dû avoir anciennement une thermalité supérieure.
« Les Romains n'utilisaient guère que les sources ther-
« males, témoins les travaux balnéaires qu'ils ont laissés
« auprès de toutes les eaux chaudes des Alpes, des Vosges,
« des Pyrénées, des provinces Rhénanes, et dont la société
« moderne a recueilli la succession.

« Les eaux de Bromine n'ont, du reste, qu'une faible

« minéralisation, soit en sels alcalino-terreux, soit en prin-
« cipe sulfureux. Le nom de Bromine, évidemment tiré
« du mot grec *Bromos* (*puanteur*), semble, au contraire,
« indiquer que cette source minérale avait un caractère
« hépatique prononcé, tout au moins plus remarquable
« que dans les autres eaux sulfureuses que les Romains
« fréquentaient en deçà des Alpes. . . . .

. . . .

« Ce qui vient d'être dit des eaux de Bromine doit s'ap-
« pliquer pareillement à celles de Talloires. La circons-
« tance archéologique qui intéresse ces dernières, par
« l'existence de constructions balnéaires remarquables
« que des fouilles pratiquées récemment ont découvertes,
« porte à croire que ces eaux, utilisées en bains, avaient
« une température supérieure à celle qu'on y observe
« aujourd'hui. Leur minéralisation alcaline et sulfureuse
« est semblable à celle des eaux de Bromine. Ainsi elle
« ne pourra être dosée d'une manière précise que lors-
« que des travaux de captage auront gagné à ces eaux
« toutes les conditions désirables de stabilité. Peut-être
« alors regagneront-elles la thermalité qu'elles ont dû
« avoir anciennement. Il ne faut pas ignorer que la for-
« tune des eaux minérales réside surtout dans un parfait
« captage.

« Talloires, si agréablement situé sur les bords du lac
« d'Annecy, après la restauration de ses eaux, devien-
« drait un lieu fréquenté (1). »

(1) Extraits du mémoire de Ch. Calloud, inséré dans le Ca-
talogue des objets envoyés à l'Exposition nationale de Turin,
en 1858, par les exposants de la Savoie, publié par la Chambre
d'agriculture et de commerce de Chambéry, page 64-65. — Turin, imprimerie J. Favale et Cᵢᵉ, 1858.

Il y a à rectifier deux points dans cet article et je le fais franchement.

1° De ce que les Romains ont porté particulièrement leur attention vers les sources minérales chaudes, il ne s'en suit pas qu'ils n'aient pas utilisé de même les sources minérales froides qui étaient à portée de leurs campements ou d'un centre de population. On sait que leur amour de l'hygiène les portaient à se faire des thermes artificiels, témoins les magnifiques thermes construits, sous les Césars, à Rome, à Pompéï, etc. Ainsi, les constructions balnéaires de Bromine, de Menthon-Talloires et ailleurs (Petit-Bornand, Saint-André près Rumilly), qui attestent leur ancienne utilisation, n'impliquent pas conséquemment *l'origine thermale* des sources minérales de ces localités.

2° Le nom de Bromine, bien que tiré évidemment de *bromos, fétide,* ne doit pas non plus figurer comme preuve d'une supériorité de sulfuration que la source minérale de ce nom aurait eue, à l'origine, sur ses semblables. Une note scientifique que j'ai découverte depuis la communication de mes mémoires sur la collection des eaux minérales de la Savoie, m'engage à rectifier cette appréciation. Un savant, M. Landerer, qui a habité l'Orient et a donné des notes sur les eaux minérales de la Grèce et de la Thessalie, rapporte quelque part (1) que les sources sulfureuses *froides* de ces contrées sont désignées exclusivement *Bromaneri*. La source sulfureuse *froide* de Bromine aurait été simplement, du temps des Romains, de la classe des *bromaneri*, et la qualification habituelle de la source sera, depuis, restée à la localité comme les noms de Bagnes, Bagnères, Bagnol, Bath, etc., Acqui, Aigues, Aix,

---

(1) *Journal de pharmacie et de chimie,* tome XVIII, 1850.

Ax, Dax, etc., sont restés à ces stations thermales d'après l'utilisation qu'on y faisait de leurs eaux chaudes (1). Les Romains, surtout les Romains bien élevés, lettrés, parlaient aussi bien le grec que le latin, même dans la période gallo-romaine à laquelle se rapportent tous leurs établissements hydro-minéraux en deçà des Alpes. Il leur a plu de donner un nom grec à une source minérale du pays des Allobroges, comme à une belle source chaude du pays des Eduens qui a gardé le joli nom d'une des divinités humides de la Grèce, Néris.

On comprendra que je ne persiste pas, après la nouvelle vérification de l'eau de Menthon que je viens de faire, cette fois, sur place, de croire à une condition *thermale* qu'elle aurait eue anciennement. Non, la source sulfureuse de Menthon-Talloires a été simplement une *bromaneri*, à ranger dans les *theiocrènes* et non dans les *theiothermes*. La quantité de son débit, non limitée sans doute à celle d'aujourd'hui, mais accrue d'autres affluents de la même eau minérale jaillissant du versant ouest-nord de la montagne de Chère, avait engagé les Romains, occupants de Bautas, à créer leur bel établissement balnéaire de Menthon dont il reste de grands vestiges. On y chauffait l'eau, à moins que les piscines, non pourvues de couvertures, ne reçussent directement les rayons solaires pour les approprier simplement à des bains d'été. Si l'on découvre, après le déblaiement des piscines, des indices de fourneaux ou de calorifères, il sera évident qu'on y chauffait les eaux. Rien ne le démontre aujourd'hui.

L'appropriation future de la source de Menthon-Talloires devra-t-elle se faire spécialement par un établisse-

(1) Guibourt, *Matières médicale pharmaceutique*, tome Ier, chap. Eaux minérales.

ment balnéaire? Sa condition chimique semble s'y opposer. En chauffant l'eau on en dégage forcément l'élément gazeux, au moins en grande partie. Il est vrai qu'en la chauffant par un courant de vapeur d'eau qui en élèverait la température tout juste pour le bain, la perte des gaz utiles serait moindre. C'est l'unique moyen de la *thermaliser* sans une modification notable. Son appropriation spéciale me paraît, au contraire, toute tracée pour une buvette et l'inhalation. Elle a toutes les bonnes conditions pour une boisson hydro-minérale, légère, bien passante et sapide. Le gaz acide carbonique libre et les bi-carbonates terreux et alcalins qui y accompagnent heureusement l'élément sulfureux, donnent la raison de son excellente appropriation à une buvette.

L'association de l'acide carbonique et du gaz acide sulfhydrique la rendra de même précieuse pour une salle d'inhalation où on saura ménager des effluves constants d'air au point d'échappement de l'eau minérale. Le volume de la source de Menthon, que des fouilles nouvelles grossiront sans doute, permettra d'y établir un établissement inhalatoire très confortable. Ainsi, on ne se bornera pas à y faire, comme ailleurs, une salle unique d'inhalation qui offre l'inconvénient d'une aggrégation de dîvers invalides dont l'organe respiratoire est atteint du 1er au 3e degré, mais bien plusieurs salles ou cabinets dits de *famille*, où se grouperont à l'aise et sans mélange les malades et les valétudinaires.

Menthon pourra donner ainsi l'exemple d'une bonne réforme dans l'ordonnance d'un établissement inhalatoire. D'autre part, au lieu de la coque de zinc contre laquelle va se briser le jet d'eau minérale pour tomber en pluie dans le bassin collecteur, on emploiera une coque non métallique ou en fonte émaillée. Le bassin collecteur, de même, sera construit sans présenter aucune surface métallique en contact avec l'eau. Cette remarque est déduite de la nature de l'eau minérale sulfureuse qui est appauvrie au contact d'un métal *désulfurant*.

Chambéry, 25 septembre 1865.

www.ingramcontent.com/pod-product-compliance
Lightning Source LLC
Chambersburg PA
CBHW050408210326
41520CB00020B/6508